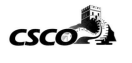

中国临床肿瘤学会（CSCO）
肿瘤治疗所致血小板减少症诊疗指南
2023

GUIDELINES OF CHINESE SOCIETY OF CLINICAL ONCOLOGY (CSCO)
CANCER THERAPY INDUCED THROMBOCYTOPENIA

中国临床肿瘤学会指南工作委员会　组织编写

人民卫生出版社
·北京·

U0388849

版权所有，侵权必究！

图书在版编目（CIP）数据

中国临床肿瘤学会（CSCO）肿瘤治疗所致血小板减少
症诊疗指南 . 2023 / 中国临床肿瘤学会指南工作委员会
组织编写.—北京：人民卫生出版社，2023.3
　　ISBN 978-7-117-34632-0

　Ⅰ.①中…　Ⅱ.①中…　Ⅲ.①血小板减少症－诊疗－
指南　Ⅳ.①R558-62

中国国家版本馆 CIP 数据核字（2023）第 046316 号

人卫智网	www.ipmph.com	医学教育、学术、考试、健康,购书智慧智能综合服务平台
人卫官网	www.pmph.com	人卫官方资讯发布平台

中国临床肿瘤学会（CSCO）肿瘤治疗所致血小板减少症诊疗指南 2023

Zhongguo Linchuang Zhongliu Xuehui(CSCO)Zhongliu Zhiliao Suozhi Xuexiaoban Jianshaozheng Zhenliao Zhinan 2023

组织编写：中国临床肿瘤学会指南工作委员会
出版发行：人民卫生出版社（中继线 010-59780011）
地　　址：北京市朝阳区潘家园南里 19 号
邮　　编：100021
E - mail：pmph @ pmph.com
购书热线：010-59787592　010-59787584　010-65264830
印　　刷：北京顶佳世纪印刷有限公司
打击盗版举报电话：010-59787491　E-mail：WQ @ pmph.com
质量问题联系电话：010-59787234　E-mail：zhiliang @ pmph.com
数字融合服务电话：4001118166　　E-mail：zengzhi @ pmph.com

经　销：新华书店
开　本：787 × 1092　1/32　　印张：2
字　数：54 千字
版　次：2023 年 3 月第 1 版
印　次：2023 年 4 月第 1 次印刷
标准书号：ISBN 978-7-117-34632-0
定　价：40.00 元

中国临床肿瘤学会指南工作委员会

组　长　徐瑞华　　李　进

副组长　（以姓氏汉语拼音为序）

程　颖	樊　嘉	郭　军	赫　捷	江泽飞
梁　军	梁后杰	马　军	秦叔逵	王　洁
吴令英	吴一龙	殷咏梅	于金明	朱　军

中国临床肿瘤学会 （CSCO）

肿瘤治疗所致血小板减少症诊疗指南

2023

组　　　长　马　军　秦叔逵　朱　军

副　组　长　李　进　吴德沛　江泽飞　胡　豫　侯　明

顾　　　问　于金明　沈志祥

秘　书　组　赵东陆　张　岩

专家组成员（以姓氏汉语拼音为序）

程　颖　吉林省肿瘤医院

冯继锋　江苏省肿瘤医院

郝继辉　天津医科大学肿瘤医院

侯　明　山东大学齐鲁医院

胡　豫　华中科技大学同济医学院附属协和医院

黄慧强　中山大学肿瘤防治中心

贾垂明　哈尔滨医科大学附属肿瘤医院

江泽飞　中国人民解放军总医院肿瘤医学部

焦顺昌　中国人民解放军总医院
李　进　同济大学附属东方医院
李晓玲　辽宁省肿瘤医院
李晔雄　中国医学科学院肿瘤医院
梁　军　北京大学国际医院
刘　宇　哈尔滨血液病肿瘤研究所
刘彩钢　中国医科大学附属盛京医院
刘基巍　大连医科大学附属第一医院
刘天舒　复旦大学附属中山医院
刘晓晴　中国人民解放军总医院肿瘤医学部
卢　铀　四川大学华西医院
陆　舜　上海市胸科医院
马　军　哈尔滨血液病肿瘤研究所
秦叔逵　中国人民解放军东部战区总医院秦淮医疗区
曲秀娟　中国医科大学附属第一医院
沈志祥　上海交通大学附属瑞金医院

前言

　　基于循证医学证据、兼顾诊疗产品的可及性、吸收精准医学新进展，制定中国常见肿瘤的诊断和治疗指南，是中国临床肿瘤学会（CSCO）的基本任务之一。近年来，临床诊疗指南的制定出现新的趋向，即基于诊疗资源的可及性，这尤其适合于发展中国家，以及地区差异性显著的国家和地区。中国是幅员辽阔、地区经济和学术发展不平衡的发展中国家，CSCO 指南需要兼顾地区发展差异、药物和诊疗手段的可及性及肿瘤治疗的社会价值三个方面。因此，CSCO 指南的制定，要求每一个临床问题的诊疗意见根据循证医学证据和专家共识度形成证据类别，同时结合产品的可及性和效价比形成推荐等级。证据类别高、可及性好的方案，作为 Ⅰ 级推荐；证据类别较高、专家共识度稍低，或可及性较差的方案，作为 Ⅱ 级推荐；临床实用，但证据类别不高的，作为 Ⅲ 级推荐。CSCO 指南主要基于国内外临床研究成果和 CSCO 专家意见，确定推荐等级，以便于大家在临床实践中参考使用。CSCO 指南工作委员会相信，基于证据、兼顾可及、结合意见的指南，更适合我国的临床实际。我们期待得到大家宝贵的反馈意见，并将在指南更新时认真考虑、积极采纳合理建议，保持 CSCO 指南的科学性、公正性和时效性。

中国临床肿瘤学会指南工作委员会

目录

CSCO 诊疗指南证据类别

证据特征			CSCO 专家共识度
类别	水平	来源	
1A	高	严谨的 meta 分析、大型随机对照研究	一致共识 （支持意见 ≥80%）
1B	高	严谨的 meta 分析、大型随机对照研究	基本一致共识 （支持意见 60%~<80%）
2A	稍低	一般质量的 meta 分析、小型随机对照研究、设计良好的大型回顾性研究、病例 - 对照研究	一致共识 （支持意见 ≥80%）
2B	稍低	一般质量的 meta 分析、小型随机对照研究、设计良好的大型回顾性研究、病例 - 对照研究	基本一致共识 （支持意见 60%~<80%）
3	低	非对照的单臂临床研究、病例报告、专家观点	无共识，且争议大 （支持意见 <60%）

CSCO 诊疗指南推荐等级

推荐等级	标准
I 级推荐	**1A 类证据和部分 2A 类证据** CSCO 指南将 1A 类证据，以及部分专家共识度高且在中国可及性好的 2A 类证据，作为 I 级推荐。具体为：适应证明确、可及性好、肿瘤治疗价值稳定，纳入《国家基本医疗保险、工伤保险和生育保险药品目录》的诊治措施
II 级推荐	**1B 类证据和部分 2A 类证据** CSCO 指南将 1B 类证据，以及部分在中国可及性欠佳，但专家共识度较高的 2A 类证据，作为 II 级推荐。具体为：国内外随机对照研究，提供高级别证据，但可及性差或者效价比不高；对于临床获益明显但价格较贵的措施，考虑患者可能获益，也可作为 II 级推荐
III 级推荐	**2B 类证据和 3 类证据** 对于某些临床上习惯使用，或有探索价值的诊治措施，虽然循证医学证据相对不足，但专家组意见认为可以接受的，作为 III 级推荐

既往被医务工作者熟知的肿瘤化疗所致的血小板减少症（chemotherapy induced thrombocytopenia）是指抗肿瘤化疗药物对骨髓产生抑制作用，尤其是对巨核系细胞产生抑制作用，导致外周血中血小板计数低于正常值的一种最常见的肿瘤治疗并发症，是临床常见的血液系统毒性反应。化疗所致血小板减少可能造成患者的化疗药物剂量降低、化疗时间延迟，甚至终止化疗，还可能增加患者的出血风险，从而危及患者生命，并影响治疗效果、增加医疗费用[1]。当血小板计数 < 50×10^9/L 时，可引起皮肤黏膜出血，患者在承受手术和侵袭性创伤性检查中存在一定风险；当血小板计数 < 20×10^9/L 时，有自发性出血的高危险性；当血小板计数 < 10×10^9/L 时，则有自发性出血的极高危险性。

　　但是随着肿瘤靶向治疗、免疫治疗等不断取得进展并广泛应用于临床，单药和各种联合治疗方案也被不同肿瘤的诊疗指南收录。这些新近出现的治疗手段也会导致血小板减少症，近年发布的《中国乳腺癌靶向治疗药物安全性管理专家共识》《抗体药物偶联物治疗恶性肿瘤临床应用专家共识（2020版)》《中国食管癌放射治疗指南（2020 年版)》《中国临床肿瘤学会（CSCO）免疫检查点抑制剂相关的毒性管理指南 2021》对各种肿瘤治疗手段所致血小板减少症的管理进行了推荐，这些建议大多参考了既往化疗所致血小板减少症相关的共识 / 指南。

　　本指南提出的肿瘤治疗所致血小板减少症（cancer therapy induced thrombocytopenia，CTIT），是指肿瘤患者在疾病治疗过程中因抗肿瘤治疗导致的血小板减少症，包括既往临床常见的化疗所致血小板减少症，也包括放疗、靶向治疗和免疫治疗所致的血小板减少症。

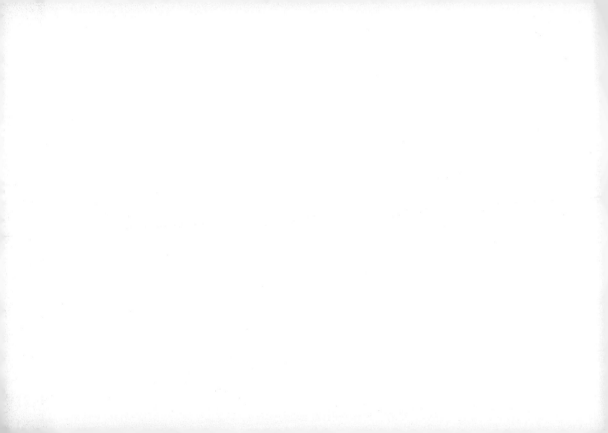

1 肿瘤治疗所致血小板减少症诊断原则[1]

1.1 诊断标准[2]

1. 外周血血小板计数 $<100 \times 10^9/L$。
2. 发病前应有确切的应用某种能引起血小板减少的化疗药物（或肿瘤靶向、免疫等治疗药物），且停药后血小板减少所致症状与体征逐渐减轻或血小板计数恢复正常。
3. 排除其他导致血小板减少的原因，特别是排除所患基础病变和合并症，如再生障碍性贫血、急性白血病、放射病、免疫性血小板减少症、脾功能亢进和骨髓肿瘤细胞浸润等。
4. 排除使用能够引起血小板减少的非抗肿瘤（包括化疗、靶向、免疫治疗等）药物，如磺胺类药物等。
5. 排除乙二胺四乙酸（ethylenediaminetetraacetic acid，EDTA）抗凝剂所致的假性血小板减少症。
6. 患者伴或不伴出血倾向，如皮肤出血点、瘀斑或原因不明的鼻出血等表现，甚至出现严重的器官组织出血。
7. 重新使用同样抗肿瘤药物后血小板减少症再次出现。

【注释】

a 化疗药物引起血小板减少的主要原因是化疗药物对巨核系细胞的抑制作用所导致的血小板生成不足和/或免疫及非免疫因素导致的血小板过度破坏[3]。许多化疗药物和联合化疗方案均可导致不同程度的血小板减少[4]，通常在化疗后 3~4 天出现。血小板计数最低点出现的时间和降低幅度视所用的化疗药物种类、剂量、是否联合用药及患者的个体差异和化疗次数而不同。即使是同一化疗方案，随着疗程的累加，对于同一个患者引起的CTIT会越来越严重，主要是由于化疗药物剂量的累积而造成持续骨髓抑制[5]。肿瘤患者的血小板减少症也可伴随任何感染或药物不良反应。而且，血小板减少症的诊断会增加肿瘤患者的焦虑和恐惧感[3]。

b 化疗药物对巨核系细胞产生抑制和破坏作用，从而影响巨核细胞生成和血小板释放功能，因此化疗结束初期对外周血中成熟血小板的影响并不明显。血小板的正常寿命为8~10天，肿瘤化疗后，血小板计数一般在化疗后第5天开始下降，第14天达到最低点，之后缓慢上升，在第28~35天恢复到基线水平[3]。

c 每种化疗药物引起血小板减少症原因不同：①烷化剂多影响干细胞，如白消安和卡铂这类药物对干细胞有抗有丝分裂的作用，能导致血小板生成减少和更持续更难以纠正的血小板减少症。②一些常见的细胞毒性药物，如环磷酰胺（CTX），对处于发育更晚阶段的祖细胞具有抗有丝分裂作用，引起的血小板减少症通常持续时间更短，而且是积累渐进的。③还有一些治疗会促进血小板凋亡，由此造成血小板计数降低。

靶向治疗药物引起的血小板减少症机制研究比较少。已有的研究表明，导致血小板减少症的机制因药物结构不同而不尽相同，有的是免疫因素所致，有的是骨髓抑制引起的。蛋白酶体抑制剂，如硼替佐米，其通过抑制核因子κB而影响成熟的巨核细胞释放血小板的能力。曲妥珠单抗-美坦新偶联物（T-DM1）诱导的血小板减少症很大程度上是由DM1诱导的巨核细胞损伤所介导的，而对成熟巨核细胞的影响较小[6]；而贝伐珠单抗则可引起急性且严重的免疫性血小板减少症[7-8]，有研究显示，由于甲泼尼龙使用后，骨髓显示巨核细胞增加，血小板计数恢复，因此推测贝伐珠单抗导致血小板减少的机制可能是免疫介导的血小板外周破坏。也存在其他导致血小板减少症的原因[8]，在使用 PARP 抑制剂的情况下，血小板减少的原因已被证明与巨核细胞增殖和成熟的可逆性减少有关[9]。

目前肿瘤免疫治疗药物导致血小板减少症的机制尚不清楚，主要可能与活化的 T 细胞与免疫检查点的潜在移除相关[10]。

d 化疗引起的血小板减少症的发生率因使用不同药物而有很大差异，其中基于吉西他滨和铂类的治疗方案发生率最高[3]。一项在对接受 62 071 种化疗方案的 43 495 例患者的分析发现：以铂类为基础的治疗方案，3 级和 4 级血小板减少症的发生率分别为 6.5% 和 4.1%；以蒽环类为基础的治疗方案 3 级和 4 级血小板减少症的发生率分别为 3.0% 和 2.2%；基于吉西他滨的治疗方案，3 级和 4 级血小板减少症的发生率分别为 7.8% 和 3.4%；以紫杉烷为基础的方案，3 级和 4 级血小板减少症的发生率分别为 1.4% 和 0.5%。在可获得数据的 10 582 种方案中，2.5% 的患者需要输注血小板（1.0% 接受铂类治疗方案，0.6% 接受蒽环类药物治疗，1.8% 接受吉西他滨治疗，0.3% 接受紫杉烷治疗）。附录 1 为不同化疗方案下，血小板减少症发生率的报告。ICE（异环磷酰胺、卡铂、依托泊苷）、AI（美司钠、多柔比星、异环磷酰胺）、MAID（美司钠、多柔比星、异环磷酰胺、达卡巴嗪）方案所致的血小板减少症，其血小板最低点出现相对较早，而卡铂、美法仑、亚硝基脲相关的血小板减少症，血小板最低点出现相对较晚[3]。

e 化疗联合放疗（包括同步放化疗）导致的血小板减少症除了化疗药物的因素之外，放射线通过电离作用使自由基增加，造成 DNA 损伤，甚至双链断裂，从而导致造血干细胞凋亡、分化、衰老及造血干细胞龛损伤而影响造血[11]。

靶向治疗合并其他肿瘤治疗方案时，血小板减少症的发生率常常会较单用靶向药治疗时增高。血液系统毒性在接受曲妥珠单抗单药治疗的转移性肿瘤患者中不常见，WHO 分级 3 级的白细胞减少症、血小板减少症和贫血发生率低于 1%。曲妥珠单抗联合紫杉醇治疗 WHO 分级 3 级或 4 级的血液系统毒性高于紫杉醇单药治疗（34% vs. 21%）。已有数据显示达沙替尼、舒尼替尼、PARP 抑制剂、T-DM-1 是较常见引起严重血小板减少症（TCP）的靶向药物。一项 meta 分析显示：抗卵巢癌药物 PARP 抑制剂（奥拉帕利和尼拉帕利）会导致血液系统毒性。研究发现在 12 个随机对照试验的 2 479 例患者（涉及卵巢癌、非小细胞肺癌、乳腺癌、黑色素瘤、胃癌、小细胞肺癌）使用 PARP 抑制剂后，有 15.9% 发生血小板减少（95%*CI* 9.5%~25.4%），32.9% 发生中性粒细胞减少（95%*CI* 20.5%~48.3%）和 9.1% 发生贫血（95%*CI* 5.1%~15.7%）[12]。在大型临床试验中 PARP 抑制剂引起血小板减少的发生率见下表[13]。

PARP 抑制剂	血小板减少	
	1~4 级	3~4 级
奥拉帕利（2 期，FDA 标签）	30%	3%
卢卡帕利（3 期）	28%	5%
尼拉帕利（3 期）	61%	34%

f 根据 2018 年美国临床肿瘤学会发表的《免疫检查点抑制剂不良事件的临床实践指南》，免疫检查点抑制剂（immune checkpoint inhibitor，ICI）治疗相关血小板减少症发生率约为 8%（1%~28%），3~4 级血小板减少症为 4.3%（3%~6%）[14]。有研究对 9 324 例患者的 meta 分析显示，ICI 引起的血小板减少症发生率为 2.8%[15]。

部分患者可能在免疫治疗一段时间后才出现血小板减少症，表现出延迟性特征[16]。有报道指出在 ICI 治疗中大多数血小板减少症的发生时间在 ICI 用药后 12 周之内，中位时间约 41 天。其引发血小板减少的具体机制尚不清楚，可能与活化的 T 细胞及免疫检查点的潜在移除相关[10]。对免疫治疗后出现血小板减少的患者，若要诊断为免疫性血小板减少症，建议进行血常规、骨髓象、自身抗体、血小板抗体、病毒或细菌检测等，同时需排除肿瘤、药物、其他自身免疫性疾病、病毒感染引起的血小板减少症和再生障碍性贫血[16]。目前临床 ICI 常与化疗联合治疗。有 meta 分析显示 ICI 联合化疗能更显著改善总生存（OS）和无进展生存（PFS），但 ICI 联合化疗较仅免疫治疗或化疗发生 G3~5 级治疗相关不良反应的风险更高[17]。

g CTIT 除了增加出血风险，还限制了肿瘤治疗药物的剂量和频率，从而影响临床治疗效果。特别是近年来，随着铂类、吉西他滨等化疗药物与其他抗肿瘤药物的联合应用增多，在疗效提高的同时，也使血小板计数降低更加严重，临床常常被迫减少化疗药物剂量或者推迟化疗时间以待骨髓造血功能恢复。一项研究调查 609 例患有 CTIT 的实体瘤和淋巴瘤患者，所有患者共进行 1 262 个化疗疗程，结果显示 30% 的化疗周期由于血小板减少症而推迟治疗或减少剂量，共 111 个（9%）化疗周期发生出血事件，22% 发生出血事件后化疗推迟或减少剂量。如何调整治疗方案取决于使用的药物和血小板减少症的严重程度。对于 1 级或 2 级 CTIT，通常推迟化疗 1 周或 2 周，而严重的 CTIT（< 50 × 10⁹/L），还需要减少化疗剂量。化疗剂量不足会降低某些恶性肿瘤的治疗效果，乳腺癌患者的化疗剂量减低至目标剂量的 85% 以下，其总生存期和无复发发生存期会显著缩短[18]。

h 即使 CTIT 无出血，也需要考虑额外增加的血小板减少相关的医疗费用：预防性输注血小板、额外的临床观察、频繁的实验室检测。发生 CTIT 的患者医疗费用增加。CTIT 治疗周期的平均费用与血小板计数水平相关，血小板计数 < 10 × 10⁹/L 和血小板计数为（20~50）× 10⁹/L 患者的费用与血小板计数 > 50 × 10⁹/L 者相比明显增高，费用的增加主要是使用血小板输注来预防和治疗 CTIT。

1.2 分级

	病情评估
血小板减少程度分级	1 级：75 × 10⁹/L ≤ PLT < 100 × 10⁹/L 2 级：50 × 10⁹/L ≤ PLT < 75 × 10⁹/L 3 级：25 × 10⁹/L ≤ PLT < 50 × 10⁹/L 4 级：PLT < 25 × 10⁹/L 5 级：因血小板减少发生严重不良反应导致的死亡
出血严重程度分级	轻中度：无出血症状或仅有皮肤出血点 / 瘀斑 重度：有出血症状，包括皮肤黏膜出血，消化系统、呼吸系统、泌尿生殖系统及颅内出血等

【注释】

a 化疗药物引起的骨髓抑制具有以下特点：①剂量限制性；②对粒细胞影响最大，其次为血小板，而红细胞系由于半衰期长，所受影响有时不易察觉；③随着累积剂量增加，骨髓抑制也逐渐加重，多数患者在化疗过程中骨髓毒性逐渐加重，恢复时间逐渐延长，甚至无法恢复到正常。大多数联合化疗在用药后 1~2 周出现白细胞数量下降，10~14 天达到最低点，3~4 周时恢复正常，血小板的减少通常在化疗后 3~4 天出现。为保证化疗的正常进行和减少化疗的血液系统毒性，通常给予对症治疗[1]。

b 当患者血小板计数 $< 100 \times 10^9/L$，就需要进行判断：是否是由于 CTIT，还是非肿瘤治疗所致血小板减少。若是 CTIT 则需要进一步进行病情评估。若非 CTIT，则需要根据相应的病因进行治疗。当血小板计数 $< 50 \times 10^9/L$ 时，可能引起皮肤或黏膜出血，同时患者不能进行手术和侵袭性操作检查。而当血小板计数 $< 20 \times 10^9/L$，就有自发性出血的可能。甚至出现内脏器官出血和脑出血等严重后果，危及生命。

c 参照美国国立癌症研究所常规毒性判定标准 5.0 版[19]，同时结合我国国情，对 CTIT 进行分级和出血严重程度评估（附录 2）。

1.3 鉴别诊断

除肿瘤治疗可能会导致血小板减少症外，还应考虑相关其他原因。

	相关鉴别诊断
当血小板计数 <100 × 10⁹/L 时，应主要考虑以下评估	1. EDTA 相关假性血小板减少症
	2. 骨髓转移癌
	3. 弥散性血管内凝血
	4. 脾功能亢进
	5. 原发免疫性血小板减少症
	6. 感染
	7. 药物所致

【注释】

a 乙二胺四乙酸（ethylene diamine tetra acetic acid，EDTA）依赖性假性血小板减少症（EDTA-dependent pseudo-thrombocytopenia，EDTA-PTCP）：是一种检验假象，患者并无血小板减少；血小板减少的表象是因为血小板与抗凝剂在体外反应而聚集于抗凝管中。这种结果通过采用新鲜的样本或检查外周血涂片重复血小板计数来证实。通常情况下，重复血小板计数的样本采集管采用其他抗凝药（如枸橼酸盐），而非 EDTA，发生率为 0.07%~0.21%，患者的血小板计数是完全正常的，不用干预[20]。

b 骨髓转移癌：是肿瘤血行播散的结果，以乳腺癌、肺癌和前列腺癌等常见。骨髓微环境受到破坏可以导致幼粒细胞、幼红细胞增多。这种病症定义为外周血出现不成熟粒细胞、泪滴状红细胞和有核红细胞，虽然幼粒细胞、幼红细胞增多可能是源于造血系统恶性肿瘤，但更常见于骨髓转移。肿瘤细胞浸润骨髓，除了血小板减少外，还常伴随贫血。骨髓转移癌的确诊依靠骨髓涂片或活检见到成团的癌细胞。80%的癌细胞浸润骨髓可以造成血细胞减少症[21]。

c 弥散性血管内凝血（disseminated intravascular coagulation，DIC）：肿瘤的广泛播散和组织浸润，激活凝血系统，导致DIC。胃腺癌、胰腺癌、卵巢癌或脑肿瘤患者容易发生慢性DIC。急性DIC通常出现在有脓毒症、恶性肿瘤（特别是急性早幼粒细胞白血病）的患者中。DIC的诊断，要求有基础疾病（肿瘤，尤其是分期较晚的肿瘤）、出血表现（常常是穿刺部位的出血、瘀斑）和实验室检查的异常（血小板减少、PT或APTT延长、D-二聚体升高等）。一项纳入1 117例多种实体肿瘤患者的队列研究，其中76例（6.8%）诊断为DIC。发生DIC的重要危险因素包括年龄>60岁（$OR=5.1$）、男性（$OR=4.3$）、乳腺癌（$OR=4.0$）、肿瘤坏死（$OR=3.4$）和晚期疾病（$OR=2.6$）[22]。

d 脾功能亢进：同时存在脾肿大和全血细胞减少，提示脾功能亢进，即肿大的脾脏使血细胞隔离和/或过度破坏，所有的血细胞系都可能受累。脾脏肿大使大量的血小板在脾脏潴留、消耗，导致患者血小板减少。肿瘤患者脾功能亢进多见于肝炎后肝硬化继发肝癌的患者，也见于血液系统恶性肿瘤患者（如淋巴瘤、毛细胞白血病）。一项病例系列研究回顾性分析449例脾肿大患者，并对其进行分类，评估脾肿大不同病因的相对发生率：肝脏疾病为33%（肝硬化），血液系统恶性肿瘤为27%（淋巴瘤），感染为23%（获得性免疫缺陷综合征，心内膜炎）[23]。

e 免疫性血小板减少症（immune thrombocytopenia，ITP）：是一种获得性血小板减少症，由抗血小板抗原的自身抗体导致。ITP 的特点是除了血小板的减少以外，白细胞、红细胞一般是正常的，即便患者的血小板计数处于比较低的水平，出血表现也往往不明显。ITP 的发病是体内产生了针对血小板的自身抗体，导致了血小板在脾脏等过多消耗，以及血小板生成不足。此外，1% 的霍奇金病患者，2%~10% 的慢性淋巴细胞白血病患者和 0.76% 非霍奇金淋巴瘤（NHLs）患者会发生继发性血小板减少症[24]，这些患者对激素、血小板生成素受体激动剂、利妥昔单抗、脾切除术的疗效反应与原发性 ITP 患者相同，治疗潜在淋巴瘤可能更有效[3]。

f 感染：感染不仅可以加速血小板的清除，使血小板的寿命缩短，还可以导致消耗性凝血病，使血小板过多消耗，后者发展到一定程度即 DIC。例如，一些细菌可以释放神经氨酸酶，从而降低血小板的存活率。还有一些病毒（如巨细胞病毒感染）会抑制免疫缺陷患者的血小板在骨髓生成，此外人免疫缺陷病毒（HIV）和丙型肝炎病毒（HCV）感染都会造成血小板减少。严重感染如脓毒症，也会造成血小板减少，可能的机制为：①骨髓造血受抑制，其中包括产血小板的巨核细胞，致血小板生成障碍。②脓毒血症时，内皮细胞损伤所致外源性凝血途径、内毒素介导的内源性凝血途径启动，激活血小板参与凝血形成血栓，导致血小板被大量消耗。③激活的血小板释放各种细胞因子，激活免疫细胞，其中包括网状内皮吞噬细胞系统，参与血小板清除。④脓毒血症常合并 DIC，高凝期时血栓形成，血小板大量消耗，最后产生消耗性出血[25]。感染相关血小板减少的处理，主要是积极有效的抗感染治疗。

g 药物所致：抗生素如万古霉素、利奈唑胺、氯霉素和抗病毒药物（如更昔洛韦）通常通过直接骨髓毒性诱导血小板减少症或药物依赖性抗血小板抗体的免疫破坏。利奈唑胺是人工合成的唑烷酮类抗生素，用于治疗革兰氏阳性球菌引起的感染，包括由耐甲氧西林金黄色葡萄球菌（MRSA）引起的疑似或确诊院内获得性肺炎以及耐万古霉素肠球菌（VRE）感染。但是利奈唑胺的不良反应有骨髓抑制，包括贫血、白细胞减少和血小板减少等各类血细胞减少。氯霉素会引起不可逆的骨髓损伤、再生障碍性贫血和血小板减少。左氧氟沙星也会引起血小板减少和贫血（发生率 <0.5%）[26]。

参考文献

[1] 中国临床肿瘤学会肿瘤化疗所致血小板减少症共识专家委员会.肿瘤化疗所致血小板减少症诊疗中国专家共识(2018版).中华肿瘤杂志, 2018, 40 (9): 714-720.

[2] Consensus Committee of Chemotherapy Induced Thrombocytopenia, Chinese Society of Clinical Oncology. Consensus on clinical diagnosis, treatment and prevention management of chemotherapy induced thrombocytopenia in China (2018). Zhonghua Zhong Liu Za Zhi, 2018, 40 (9): 714-720.

[3] VADHAN-RAJ S. Management of chemotherapy-induced thrombocytopenia: Current status of thrombopoietic agents. Semin Hematol, 2009, 46 (1 Suppl 2): S26-S32.

[4] ELTING LS, RUBENSTEIN EB, MARTIN CG, et al. Incidence, cost, and outcomes of bleeding and chemotherapy dose modification among solid tumor patients with chemotherapy-induced thrombocytopenia. J Clin Oncol, 2001, 19 (4): 1137-1146.

[5] UPPAL H, DOUDEMENT E, MAHAPATRA K, et al. Potential mechanisms for thrombocytopenia development with trastuzumab emtansine (T-DM1). Clin Cancer Res, 2015, 21 (1): 123-133.

［6］ DIOR M, CORIAT R, MIR O, et al. A rare hematological adverse event induced by bevacizumab: Severe thrombocytopenia. Am J Med, 2012, 125 (8): 828-830.

［7］ LI T, WITTEMAN DT, WEBER ED, et al. SEVERE IMMune-mediated thrombocytopenia after intravitreal bevacizumab injection. Retin Cases Brief Rep, 2020, 14 (3): 251-254.

［8］ LAFARGUE CJ, DAL MOLIN GZ, SOOD AK, et al. Exploring and comparing adverse events between PARP inhibitors. Lancet Oncol, 2019, 20 (1): e15-e28.

［9］ DAVIS EJ, SALEM JE, YOUNG A, et al. Hematologic complications of immune checkpoint inhibitors. Oncologist, 2019, 24 (5): 584-588.

［10］ GOYAMA S, MULLOY JC. Making healthy stem cells: The new role of TPO. Cell Stem Cell, 2013, 12 (1): 8-9.

［11］ KIM G, ISON G, MCKEE AE, et al. FDA Approval Summary: Olaparib monotherapy in patients with deleterious germline BRCA-mutated advanced ovarian cancer treated with three or more lines of chemotherapy. Clin Cancer Res, 2015, 21 (19): 4257-4261.

［12］ GUNDERSON CC, MATULONIS U, MOORE KN. Management of the toxicities of common targeted therapeutics for gynecologic cancers. Gynecol Oncol, 2018, 148 (3): 591-600.

［13］ BRAHMER JR, LACCHETTI C, SCHNEIDER BJ, et al. Management of immune-related adverse events in patients treated with immune checkpoint inhibitor therapy: American Society of Clinical Oncology Clinical Practice Guideline. J Clin Oncol, 2018, 36 (17): 1714-1768.

［14］ PETRELLI F, ARDITO R, BORGONOVO K, et al. Haematological toxicities with immunotherapy in patients with cancer: A systematic review and meta-analysis. Eur J Cancer, 2018, 103: 7-16.

［15］ 中国临床肿瘤学会指南工作委员会 . 中国临床肿瘤学会 (CSCO) 免疫检查点抑制剂相关的毒性管理指南 . 北京 : 人民卫生出版社 , 2021.

［16］ 庄俊玲 , 赵静婷 , 郭潇潇 , 等 . 免疫检查点抑制剂相关血液毒性处理的临床诊疗建议 . 中国肺癌杂

志, 2019, 22 (10): 676-680.

［17］ SHIBATA K, NAKATSUMI Y, KASAHARA K, et al. Analysis of thrombocytopenia due to carboplatin combined with etoposide in elderly patients with lung cancer. J Cancer Res Clin Oncol, 1996, 122 (7): 437-442.

［18］ VADHAN-RAJ S, VERSCHRAEGEN CF, BUESO-RAMOS C, et al. Recombinant human thrombopoietin attenuates carboplatin-induced severe thrombocytopenia and the need for platelet transfusions in patients with gynecologic cancer. Ann Intern Med, 2000, 132 (5): 364-368.

［19］ CTCAE files.[2023-03-01]. https://evs.nci.nih.gov/ftp1/CTCAE/About.html.

［20］ SALAMA A. Autoimmune Thrombocytopenia complicated by EDTA-and/or citrate-dependent pseudothrombocytopenia. Transfus Med Hemother, 2015, 42 (5): 345-348.

［21］ POCKETT RD, CASTELLANO D, MCEWAN P, et al. The hospital burden of disease associated with bone metastases and skeletal-related events in patients with breast cancer, lung cancer, or prostate cancer in Spain. Eur J Cancer Care (Engl), 2010, 19 (6): 755-760.

［22］ SALLAH S, WAN JY, NGUYEN NP, et al. Disseminated intravascular coagulation in solid tumors: Clinical and pathologic study. Thromb Haemost, 2001, 86 (3): 828-833.

［23］ O'REILLY RA. Splenomegaly in 2, 505 patients at a large university medical center from 1913 to 1995. 1963 to 1995: 449 patients. West J Med, 1998, 169 (2): 88-97.

［24］ ZENT CS, DING W, REINALDA MS, et al. Autoimmune cytopenia in chronic lymphocytic leukemia/small lymphocytic lymphoma: Changes in clinical presentation and prognosis. Leuk Lymphoma, 2009, 50 (8): 1261-1268.

［25］ HAMZEH-COGNASSE H, DAMIEN P, CHABERT A, et al. Platelets and infections-complex interactions with bacteria. Front Immunol, 2015, 6: 82.

［26］ KUTER DJ, TILLOTSON GS. Hematologic effects of antimicrobials: Focus on the oxazolidinone linezolid. Pharmacotherapy, 2001, 21 (8): 1010-1013.

2 肿瘤治疗所致血小板减少症治疗原则

2.1 治疗原则与流程

分组	分层	I 级推荐	II 级推荐	III 级推荐
CTIT 有出血		输注血小板或输注血小板 + rhTPO 或 rhIL-11（1A 类）	海曲泊帕（2A 类）海曲泊帕 + rhTPO（2B 类）	阿伐曲泊帕、艾曲泊帕、芦曲泊帕、罗普司亭（2B 类）
CTIT 无出血	血小板计数 ≤ 10×10^9/L	输注血小板或输注血小板 +rhTPO 或 rhIL-11（1A 类）	海曲泊帕（2A 类）海曲泊帕 + rhTPO（2B 类）	阿伐曲泊帕、艾曲泊帕、芦曲泊帕、罗普司亭（2B 类）
	10×10^9/L< 血小板计数 < 75×10^9/L	rhTPO 或 rhIL-11（1A 类）	海曲泊帕（2A 类）海曲泊帕 + rhTPO（2B 类）	阿伐曲泊帕、艾曲泊帕、芦曲泊帕、罗普司亭（2B 类）咖啡酸片（3 类）
	75×10^9/L≤ 血小板计数 < 100×10^9/L	密切观察血小板及出血情况（1A 类），可根据临床情况进行干预		

【注释】

a CTIT 的治疗包括输注血小板[1]和给予促血小板生长因子。促血小板生长因子有重组人血小板生成素（recombinant human thrombopoietin，rhTPO）、重组人白介素 -11（recombinant human interleukin

11、rhIL-11）、TPO 受体激动剂（TPO-RA）罗普司亭（Romiplostim）[2]、艾曲泊帕（Eltrobopag）、阿伐曲泊帕（Avatrombopag）、海曲泊帕[3-5] 和芦曲泊帕。目前，在中国只有 rhTPO 和 rhIL-11 被国家药品监督管理局批准用于治疗 CIT。证据水平根据牛津大学 EBM 中心关于文献类型的 5 级标准进行分级[6]，CTIT 治疗的流程见附录 3。

b 目前临床使用的 TPO 是中国仓鼠卵巢细胞表达的全长糖基化 rhTPO。TPO 是调节巨核细胞增殖成熟和血小板生成的内源性细胞因子，其通过与造血干细胞、巨核系祖细胞表面的特异性受体（c-mpl）结合发挥生物学作用[7]。rhTPO 在巨核细胞的生成、增殖、成熟和分化至血小板的每一个环节全程调控。

c rhIL-11 是将含人白介素 -11 融合蛋白基因的重组质粒转化大肠杆菌，使其高效表达融合蛋白而制成。IL-11 通过与 IL-11 受体和 GP130 蛋白结合激活下游通路进行一系列的级联反应，IL-11 可直接刺激造血干细胞和巨核祖细胞的增殖，诱导巨核细胞成熟从而导致血小板生成增加。

d 在放疗和化疗诱发的血小板减少的动物模型中，应用 rhTPO 和 rhIL-11 可缩短血小板减少的持续时间，提高血小板最低值。在某些情况下，中性粒细胞减少和贫血的持续时间也缩短[8]。

e TPO 受体激动剂类药临床较常用，现有临床试验的证据和真实世界的数据均显示，TPO 受体激动剂可以有效治疗抗肿瘤治疗所引起的血小板减少症。海曲泊帕是我国自主研发的新一代口服小分子非肽类促血小板生成素受体激动剂（TPO-RA），化学结构与同类产品不同，且不具有肽类 TPO-RA（如罗普司亭）的免疫原性[3]。海曲泊帕可通过与血小板生成素受体（TPO-R）的跨膜区相结合，激活 TPO-R 依赖的 STAT、PI3K 和 ERK 信号转导通路，刺激巨核细胞增殖和分化，促进血小板生成[3, 9-10]。海曲泊帕在 CIT 患者中 II 期注册研究[4] 结果已公布，III 期临床研究正在进行中。

2.2 输注血小板的应用

血小板输注	基本原则
	血小板计数 $<10 \times 10^9/L$ 的输血适用于大多数患者
	在某些情况下可能适用更高的阈值（例如活动性出血、需要侵入性手术、发热、坏死性肿瘤）

手术或有侵入性操作时，血小板计数阈值为：

基本原则	血小板计数阈值
大多数其他大手术	$50 \times 10^9/L$
神经外科或眼科手术	$100 \times 10^9/L$
内镜检查操作	$50 \times 10^9/L$ 用于治疗内镜操作 $20 \times 10^9/L$ 适用于低风险诊断操作
支气管镜、支气管肺泡灌洗检查	$(20{\sim}30) \times 10^9/L$
中央导管放置	$20 \times 10^9/L$
腰椎穿刺	血液系统恶性肿瘤患者为 $(10{\sim}20) \times 10^9/L$，无血液系统恶性肿瘤患者为 $(40{\sim}50) \times 10^9/L$
硬膜外麻醉	$80 \times 10^9/L$
骨髓穿刺 / 活组织检查	$20 \times 10^9/L$

【注释】

a 输注血小板是严重血小板减少症患者的最快最有效的治疗方法。对于成人白血病和多数实体瘤患者，当血小板计数 $\leq 10 \times 10^9/L$ 时，需预防输注血小板。特别是出血高风险的肿瘤，如白血病、恶性黑色素瘤、膀胱癌、妇科肿瘤和结直肠肿瘤等。

b 从 1 单位捐献血液中分离出的 1 单位血小板含有大约 7×10^{10} 个血小板细胞，通常合并 4~6 单位这样的血小板用于输注。每单位单一供者（单采）血小板含（3~6）$\times 10^{11}$ 个血小板细胞，相当于至少 6 单位全血来源血小板。血小板在室温下贮存，其保质期只有大约 5 天[11]。

c 在血小板减少或血小板功能降低的出血患者中，血小板输注可挽救生命。接受侵入性操作的血小板减少患者也可能需要输注血小板，取决于具体操作及血小板计数[12]。例如：在进行颅脑手术时，要求血小板计数 $\geq 100 \times 10^9/L$；在其他侵入性操作或创伤手术时，要求血小板计数在（50~100）$\times 10^9/L$ [1, 13]（1 类）；支气管镜、支气管肺泡灌洗检查，血小板的阈值为（20~30）$\times 10^9/L$；腰椎穿刺在血液系统恶性肿瘤患者，血小板计数阈值为（10~20）$\times 10^9/L$，建议输注血小板后结合患者的凝血功能，由临床医生决定操作的时机。腰椎穿刺在无血液系统恶性肿瘤患者，血小板计数阈值可以到（40~50）$\times 10^9/L$；腰椎穿刺在伴有免疫性血小板减少症（ITP）的患者中，阈值更低[14]。

d 对于因骨髓抑制而导致血小板计数低于 $10 \times 10^9/L$ 的大多数无发热住院患者，采用预防性血小板输注以预防自发性出血。急性早幼粒白血病患者常合并有 DIC，对这些患者采用（30~50）$\times 10^9/L$ 的血小板输注阈值。对发热或脓毒症患者也会使用较高的阈值（$30 \times 10^9/L$）。

e 对于有血小板消耗性疾病，包括 ITP、DIC、肝脏疾病以及有血小板功能障碍的患者，通常仅在出血时输注血小板，或某些情况下针对侵入性操作输注血小板。而在血栓性血小板减少性紫癜（TTP）、肝素诱导的血小板减少症（HIT），血小板输注要慎重，仅在出现危及生命的出血时才考虑使用。

f 血小板输注是对严重血小板减少症患者最快最有效的治疗方法之一，然而血小板输注会带来感染艾滋病及丙型肝炎等获得性传染病毒疾病的潜在风险，以及包括脓毒症、输血相关的急性肺损伤（TRALI）、输血相关循环超负荷（TACO）、同种异体免疫反应、过敏性和全身过敏性输血反应、发热性非溶血性输血反应（FNHTR）、输血相关移植物抗宿主病（GVHD）及输血后紫癜（PTP）。一般而言，1 单位单采血小板可提高血小板计数（10~20）× 10^9/L，然而外源性血小板的寿命通常仅能维持 3 天左右，而且反复输入后患者体内会产生抗体，造成无效血小板输注。针对 CTIT 的治疗，在规范输注血小板的前提下，有必要使用促血小板生长因子来减少血小板输注带来的相关问题[15]。

2.3 促血小板生长因子的应用

2.3.1 重组人血小板生成素的应用

类型	用法	推荐剂量	停药指征	注意事项
重组人血小板生成素（rhTPO）	• 不符合血小板输注指征的血小板减少症患者，应在血小板计数 <100×10⁹/L 时应用 rhTPO，可于化疗结束后 6~24 小时皮下注射 • 对于上一个化疗周期发生过 2 级以上 CTIT 的患者或出血风险较大的患者，建议给予二级预防治疗	剂量为 300U/（kg·d），每日 1 次，连续应用 14 天	当血小板计数 ≥ 100×10⁹/L 或血小板计数较用药前升高 50×10⁹/L 时，应及时停药	使用过程中应定期检查血常规，一般 1 周 2 次，特殊患者可根据情况隔日 1 次

【注释】

a rhTPO 可以减轻肺癌、恶性淋巴瘤、乳腺癌、卵巢癌、急性白血病等肿瘤患者 CTIT 的下降程度和缩短 CTIT 的持续时间，减少血小板输注[7, 16-19]，并利于按计划需要进行的下一步化疗的顺利完成。

b rhTPO 的用药方法：恶性肿瘤患者因接受化疗，其药物剂量可能引起血小板减少及诱发出血从而需要升高血小板时，对于不符合血小板输注指征的血小板减少症患者，应在血小板计数 $<100 \times 10^9/L$ 时应用 rhTPO，可于化疗结束后 6~24 小时皮下注射，剂量为 300U/（kg·d），每日 1 次，连续应用 14 天。最新研究显示不同级别血小板减少情况下进行治疗，在 rhTPO 治疗天数、升血小板时间、血小板计数下降导致下一个放化疗周期延迟天数、血小板计数下降导致住院时间延长、血小板计数下降导致住院费用增加、血小板输注与否，差异均有统计学意义，应尽早治疗以便以更短的治疗时间和更低的费用尽快恢复血小板水平[20]。当化疗中伴发白细胞严重减少或出现贫血时，rhTPO 可分别与重组人粒细胞集落刺激因子（recombinant human granulocyte-colony stimulating factor，rhG-CSF）或重组人红细胞生成素（recombinant human erythropoietin，rhEPO）合并应用。对于上一个化疗周期发生过 2 级以上 CTIT 的患者或出血风险较大的患者，建议给予二级预防治疗（1B 类）。

c rhTPO 用药注意事项：根据 rhTPO 的 I 期药代动力学研究、耐受性研究等结果显示[21-23]，rhTPO 血药浓度升高的水平与给药的累积剂量正相关，PLT 增高的最大反应和持续时间与剂量相关，呈现剂量依赖性升血小板作用，应注意予以充分的剂量以保证用药效果[24-25]。在用药前、用药中和用药后的随访中，应定期监测血小板计数和血常规[26]。使用过程中应定期检查血常规，一般 1 周 2 次，特殊患者可根据情况隔日 1 次，密切注意外周血血小板变化，当血小板计数 ≥ 100×10^9/L 或血小板计数较用药前升高 50×10^9/L 时，应及时停药。

d 考虑到老年肿瘤患者因为其体力状态、生理功能和器官储备功能的改变，大多合并基础疾病，且面临感染的风险，老年患者发生肿瘤治疗后骨髓抑制的风险更高，NCCN 老年肿瘤指南对于老年患者发生化疗所致血小板减少症的管理建议给予更积极的管理[27]。研究显示 rhTPO 可有效提升老年滑膜肉瘤患者化疗后的外周血血小板数量，使患者能够接受最优剂量化疗，保证化疗效果，且其不良反应较少[28]。

e 对于儿童肿瘤患者发生肿瘤治疗所致血小板减少症的防治，目前尚无统一标准，多采用调整剂量、延迟治疗或输注血小板。研究显示采用 rhTPO 对脑肿瘤化疗患儿血小板减少症进行预防，可以显著改善血小板减少的程度，且预防组患儿的总缓解率高于未预防组，不良反应表现为发热、头晕、乏力、肌肉酸痛[29]。未来对儿童人群的探索可能会进一步提供指导和规范作用。

2.3.2　重组人白介素 -11 的应用

类型	用法	推荐剂量	停药指征	注意事项
重组人白介素 11（rhIL-11）	不符合血小板输注指征的血小板减少患者，实体瘤患者应在血小板计数（25~75）×10^9/L 时应用	25~50μg/kg，皮下注射，每日 1 次，至少连用 7~10 天	化疗抑制作用消失并血小板计数 ≥100×10^9/L 或至血小板计数较用药前升高 50×10^9/L 以上时停药	• rhIL-11 会引起过敏或超敏反应，包括全身性变态反应 • 肾功能受损患者须减量使用。rhIL-11 主要通过肾脏排泄。严重肾功能受损、肌酐清除率 <30ml/min 者应减少剂量至 25μg/kg • 老年患者，尤其有心脏病史者慎用

【注释】

a　rhIL-11：可以降低 CTIT 的严重程度，缩短 CTIT 的病程，减少血小板输注[30]，并利于按计划需要进行的下一步化疗的顺利完成。对于不符合血小板输注指征的血小板减少患者，实体瘤患者应在血小板计数（25~75）×10^9/L 时应用 rhIL-11[8]。有白细胞减少症的患者必要时可合并应用 rhG-CSF。

b rhIL-11 的用药方法：推荐剂量为 25~50μg/kg，皮下注射，每日 1 次，至少连用 7~10 天，至化疗抑制作用消失并血小板计数 $\geq 100 \times 10^9$/L 或至血小板计数较用药前升高 50×10^9/L 以上时停药[31]（1B 类）。

c rhIL-11 用药注意事项：①在 rhIL-11 首次给药或多次给药后，均会发生过敏或超敏反应，包括全身性变态反应。②肾功能受损患者须减量使用。rhIL-11 主要通过肾脏排泄。严重肾功能受损、肌酐清除率 < 30ml/min 者应减少剂量至 25μg/kg。③老年患者，尤其有心脏病史者慎用。rhIL-11 有增加中老年患者心房颤动发生率的可能[32]，应用 IL-11 时应密切关注体重和心、肺、肾功能。

2.3.3 血小板生成素受体激动剂的应用

目前国内 TPO-RA 类药物包括已经上市的阿伐曲泊帕、海曲泊帕、艾曲泊帕、罗普司亭，以及即将上市的芦曲泊帕。尚未被批准 CTIT 适应证。但既往研究数据仍呈现出 TPO-RA 类药物在 CIT 中的治疗潜力。阿伐曲泊帕的治疗可使 87.1% 的 CIT 患者呈现良好的治疗应答[33]。罗普司亭可以在 3 周内纠正 93% 实体瘤 CIT 患者的血小板计数，且化疗期间持续用药可使血小板计数维持在（100~200）$\times 10^9$/L[34]。海曲泊帕全国多中心随机对照 II 期注册临床研究[4]结果显示，与安慰剂相比，海曲泊帕（起始剂量 7.5mg/d）可显著提高实体瘤 CIT 患者的治疗有效率（60.7% vs. 12.9%；OR=10.4，95%CI 2.8~36.7；P=0.000 1），且耐受性良好。目前海曲泊帕在 CIT 患者中的 III 期临床研究正在进行中。前期基础研究发现，海曲泊帕联合 rhTPO 可显著促进 MPL 细胞增殖，呈现促血小板生成的协同增效作用[35]。在血小板计数 $\leq 50 \times 10^9$/L 的实体瘤 CTIT 患者中，海曲泊帕 5mg/d 联合 rhTPO 治疗 7 天内应答率显著优于 rhTPO 单药（75.0% vs. 30.0%；P < 0.05），且两组中位治疗时间存在显著差异（6.5 天 vs. 9.5 天；P < 0.000 1），而不良事件发生率差异无统计学意义，提示海曲泊帕联

合 rhTPO 可更快且更有效地提升血小板水平，而不增加安全性顾虑[35]。目前针对海曲泊帕在 CIT 给药人群、给药方案和疗效的临床研究可以进一步指导海曲泊帕在 CIT 中的临床应用。

阿伐曲泊帕的治疗可使 87.1% 的 CIT 患者呈现良好的治疗应答[44]，此外，与 rhTPO 相比，阿伐曲泊帕显示更佳的提升 PLT 效果，重度 CIT 患者在 rhTPO 治疗基础上加用阿伐曲泊帕可以进一步缩短血小板计数恢复时间，未增加治疗成本[45-46]。对于合并肝病或肝功能异常的肿瘤患者，若出现血小板减少需使用升血小板药物治疗时，可优先尝试使用对肝功能影响较小的阿伐曲泊帕[47-48]。

2.3.4　咖啡酸片的应用

临床观察显示咖啡酸片可有效治疗 CIT 且有良好安全性。咖啡酸片治疗期最低血小板的升高值显著高于阴性对照期（$P < 0.001$）；药物治疗期化疗后，PLT 恢复后最高值显著高于阴性对照期（$P < 0.001$）；药物治疗期 PLT $< 50 \times 10^9/L$ 的持续天数有缩短趋势（$P > 0.05$）；药物治疗期化疗后 PLT 恢复至 $\geq 75 \times 10^9/L$ 和 $\geq 100 \times 10^9/L$，所需的天数较阴性对照期均明显减少（$P < 0.001$）[36]。

2.4　不同人群肿瘤治疗所致血小板减少症的治疗

2.4.1　化疗联合放疗患者的治疗

1. 化疗联合放疗（包括同步放化疗），可以提高恶性肿瘤患者的生存率和生存质量。但放化疗联合使用会增加血液系统毒性反应，可能造成血小板急剧降低。有研究显示，实体瘤患者同步放化疗后血小板开始下降较早，下降至最低值的时间较单纯化疗有所提前，且血小板下降程度更明显。研究显示肿瘤放疗所致血小板减少症患者血小板计数下降至 ≤ 75 × 10^9/L 时开始使用 rhTPO，同步放化疗患者血小板计数恢复至 100 × 10^9/L 或升高 50 × 10^9/L 所需时间均较单纯化疗的时间更长，椎体和骨盆部位比头颈部、胸部、盆部放疗的血小板计数恢复所需时间更长[37]。有相关肿瘤相关血小板减少管理指南提示血小板计数 <100 × 10^9/L 时，应谨慎使用放疗和化疗，以免引起血小板减少症并增加出血风险[7]。《中国食管癌放射治疗指南（2020 年版）》建议血小板计数 <80 × 10^9/L 时应及时给予升血小板等相应处理[38]。

2. 由于同步化放疗，特别是长骨、扁骨（骨盆、胸骨等）接受放疗的患者属于出血高风险患者，因此可考虑预防性应用 rhTPO 或 rhIL-11，以预防治疗引起的血小板减少。

2.4.2 使用靶向治疗和免疫治疗患者的治疗

目前《中国乳腺癌靶向治疗药物安全性管理专家共识》《抗体药物偶联物治疗恶性肿瘤临床应用专家共识（2020 版）》均推荐对靶向治疗后出现的血小板减少症参考化疗后血小板减少症的治疗，当出现 ≥ 2 级血小板减少时，给予重组人血小板生成素（rhTPO）和/或重组人白介素-11（rhIL-11）治疗，如果导致出现血小板减少症的是抗体药物偶联物（antibody-drug conjugate，ADC），如 T-DM1，可对 T-DM1 停药或减量，但是对于 ≥ 3 级血小板减少症的处理，建议给予重组人血小板生成素或重组人白介素-11 治疗[39-40]。《酪氨酸激酶抑制剂治疗胃肠间质瘤不良反应及处理共识》对于 TKI 导致的血小板减少症，1~2 级血小板减少者，不需要特殊治疗，可继续原剂量 TKI 治疗。如果出现 3 级以上的血小板减少，可给予 rhTPO 或 rhIL-11，同时暂停服用 TKI 直至血小板计数 >75 × 10^9/L，随后给予原剂量 TKI 治疗[41]。此外，有报道贝伐珠单抗导致的急性重度血小板减少症在输注血小板、激素和免疫球蛋白治疗无效的情况下，采用罗普司亭成功阻止了血小板计数的继续下降并逐渐恢复至正常[42]。

免疫治疗药物导致的血小板减少必须评估血小板减少症的原因，包括评估 TTP、DIC、骨髓增生异常综合征（MDS）及与免疫治疗相关的免疫介导血小板减少症。根据导致血小板减少症的原因不同，其治疗方法也不相同[43]。

在应用升血小板相关治疗药物时需注意与原有治疗（靶向治疗、免疫治疗等）药物可能存在的药物相互影响，不良反应叠加等现象的出现和处理。

参考文献

[1] SCHIFFER CA, ANDERSON KC, BENNETT CL, et al. Platelet transfusion for patients with cancer: Clinical practice guidelines of the American Society of Clinical Oncology. J Clin Oncol, 2001, 19 (5): 1519-1538.

[2] PARAMESWARAN R, LUNNING M, MANTHA S, et al. Romiplostim for management of chemotherapy-induced thrombocytopenia. Support Care Cancer, 2014, 22 (5): 1217-1222.

[3] 中国临床肿瘤学会 (CSCO) 抗肿瘤药物治疗安全管理专家委员会 . 海曲泊帕临床应用指导原则 . 白血病 · 淋巴瘤 , 2022, 31 (10): 577-582.

[4] A multicenter, randomized phase Ⅱ trial on the efficacy and safety of hetrombopag for the treatment of chemotherapy-induced thrombocytopenia in patients with advanced solid tumors. 2023 EICM abstract 2360.

[5] YAN D, YANG J, GAO YF, et al. Combination of thrombopoietin receptor agonist and recombinant human thrombo-poietin for treating cancer therapy induced thrombopenia. Blood, 2022, 140 (Supplement 1): 8420-8421.

[6] Oxford Centre for Evidence-based Medicine-Levels of Evidence (March 2009).[2023-03-01] https://www. cebm. net/2009/06/oxford-centre-evidence-based-medicine-levels-evidence-march-2009/.

［7］夏震,陈瑜,杜欣,等.重组人血小板生成素治疗急性白血病化疗后血小板.中国血液学杂志,2010,31 (3): 190-191.

［8］HOKOM MM, LACEY D, KINSTLER OB, et al. Pegylated megakaryocyte growth and development factor abrogates the lethal thrombocytopenia associated with carboplatin and irradiation in mice. Blood, 1995, 86 (12): 4486-4492.

［9］GHANIMA W, COOPER N, RODEGHIERO F, et al. Thrombopoietin receptor agonists: Ten years later. Haematologica, 2019, 104 (6): 1112-1123.

［10］PENG G, HE G, CHANG H, et al. A multicenter phase II study on the efficacy and safety of hetrombopag in patients with severe aplastic anemia refractory to immunosuppressive therapy. Ther Adv Hematol, 2022, 13: 20406207221085197.

［11］MCCULLOUGH J. Overview of platelet transfusion. Semin Hematol, 2010, 47 (3): 235-242.

［12］NANDAGOPAL L, VEERAPUTHIRAN M, JAIN T, et al. Bronchoscopy can be done safely in patients with thrombocytopenia. Transfusion, 2016, 56 (2): 344-348.

［13］临床输血技术指南：内科输血指南.中国临床医生, 2001, 29 (3): 29-30.

［14］VAN VEEN JJ, NOKES TJ, MAKRIS M. The risk of spinal haematoma following neuraxial anaesthesia or lumbar puncture in thrombocytopenic individuals. Br J Haematol, 2010, 148 (1): 15-25.

［15］JACOBS MR, SMITH D, HEATON WA, et al. Detection of bacterial contamination in prestorage culture-negative apheresis platelets on day of issue with the Pan Genera Detection test. Transfusion, 2011, 51 (12): 2573-2582.

［16］白春梅,徐光勋,赵永强,等.重组人血小板生成素治疗实体肿瘤患者化疗后血小板减少的多中心临床试验.中国医学科学院学报, 2004, 26 (4): 437-441.

［17］中国临床肿瘤学会(CSCO)抗白血病联盟,中国临床肿瘤学会(CSCO)抗淋巴瘤联盟.急性白血病化疗所致血小板减少症诊疗中国专家共识.白血病·淋巴瘤, 2019, 28 (4): 193-197.

［18］木合拜尔·阿布都尔,刘鸿.重组人血小板生成素治疗急性白血病化疗后血小板减少症的临床观察.血栓与止血学, 2017, 23 (4): 616-617.

［19］白春梅,赵永强,韩少梅,等.重组人血小板生成素治疗白血病患者化疗诱导血小板减少73例.中国新药杂

志 , 2004, 13 (6): 555-559.

[20] WANG W, GU X, SHAO L, et al. The clinical efficacy and economic benefits of recombinant human thrombopoietin for the treatment of chemotherapy or chemoradiotherapy-induced thrombocytopenia. Contrast Media Mol Imaging, 2022, 2022: 2256690.

[21] 姜杰玲 , 赵永强 , 单渊东 , 等 . 国产重组人血小板生成素单次皮下注射的药代动力学研究 . 中国临床药理学杂志 , 2001, 17 (4): 284-286.

[22] 赵永强 , 姜杰玲 , 焦力 , 等 . 重组人血小板生成素临床耐受性试验 . 中华医学杂志 , 2001, 81 (24): 1508-1511.

[23] 朱铁楠 , 邹晓阳 , 段云 , 等 . 血小板减少患者多次皮下注射重组人血小板生成素的药代动力学研究 . 中国临床药理学杂志 , 2004, 20 (4): 274-277.

[24] 蔡修宇 . 肿瘤化疗所致血小板减少症体重分析—基于 rhTPO 使用剂量分析 // 北京 : 第二十一届全国临床肿瘤学大会暨 2018 年 CSCO 学术年会论文集 : 469-471.

[25] 陈露 , 孔天东 , 段方方 , 等 . 重组人血小板生成素对化疗相关性血小板减少症的预防作用 . 肿瘤基础与临床 , 2020, 33 (03): 222-225.

[26] 华宝来 , 赵永强 , 朱铁楠 , 等 . 血小板减少患者皮下注射重组人血小板生成素后抗体生成的动态监测 . 血栓与止血学 , 2005, 11 (2): 59-61.

[27] NCCN Clinical Practice Guidelines in Older Adult Oncology. (Version 1. 2023)[2023-03-01]. www.nccn.org/guidelines/guidelines-detail ? category=4&id=1452.

[28] 汪东昱 , 贾宝森 , 毕文志 . 重组人血小板生成素治疗老年滑膜肉瘤患者化疗后血小板下降的疗效观察 . 中华老年多器官疾病杂志 , 2016 (5): 358-361.

[29] 王圆 , 杜淑旭 , 孙艳玲 , 等 . 重组人血小板生成素皮下注射对脑肿瘤化疗患儿血小板减少症的预防效果 . 山东医药 , 2021, 61 (36): 48-50.

[30] 方静 , 张荣艳 , 肖承京 . 白细胞介素 11 的细胞生物学作用及防治疾病的研究进展 . 实用临床医学 , 2005, 6 (8): 150-152.

[31] 马军. 重组人白细胞介素 11 在血液病实体瘤血小板减少症合理应用的专家共识. 中华肿瘤杂志, 2010, 32 (12): 948-950.

[32] XU J, REN JF, MUGELLI A, et al. Age-dependent atrial remodeling induced by recombinant human interleukin-11: Implications for atrial flutter/fibrillation. J Cardiovasc Pharmacol, 2002, 39 (3): 435-440.

[33] 李红梅, 余文熙, 彭志刚, 等. 阿伐曲泊帕治疗肿瘤化疗所致血小板减少症的疗效及安全性的回顾性研究. 肿瘤, 2021, 41 (12): 832-839.

[34] SOFF GA, MIAO Y, BENDHEIM G, et al. Romiplostim treatment of chemotherapy-induced thrombocytopenia. J Clin Oncol, 2019, 37 (31): 2892-2898.

[35] XIE C, ZHAO H, BAO X, et al. Pharmacological characterization of hetrombopag, a novel orally active human thrombopoietin receptor agonist. J Cell Mol Med, 2018, 22 (11): 5367-5377.

[36] 沈志祥, 马军. 咖啡酸片治疗肿瘤化疗所致血小板减少症的临床观察. 中国肿瘤临床, 2017, 44 (17): 876-879.

[37] 王爱馥, 刘雯舒, 张安宁, 等. 重组人血小板生成素治疗肿瘤放疗所致血小板减少症的疗效及安全性的回顾性研究 // 第二十五届全国临床肿瘤学大会暨 2022 年 CSCO 学术年会论文摘要汇编. 2022: 624.

[38] 中国医师协会放射肿瘤治疗医师分会, 中华医学会放射肿瘤治疗学分会, 中国抗癌协会肿瘤放射治疗专业委员会. 中国食管癌放射治疗指南 (2021 年版). 国际肿瘤学杂志, 2022, 49 (1): 12-25.

[39] 中华医学会肿瘤学分会乳腺肿瘤学组, 中国乳腺癌靶向治疗药物安全性管理共识专家组. 中国乳腺癌靶向治疗药物安全性管理专家共识. 中国癌症杂志, 2019, 29 (12): 993-1006.

[40] 中国抗癌协会肿瘤药物临床研究专业委员会, 国家抗肿瘤药物临床应用监测专家委员会, 国家肿瘤质控中心乳腺癌专家委员会, 等. 抗体药物偶联物治疗恶性肿瘤临床应用专家共识 (2020 版). 中华肿瘤杂志, 2021, 43 (1): 78-91.

[41] 中国医师协会外科医师分会胃肠道间质瘤诊疗专业委员会. 酪氨酸激酶抑制剂治疗胃肠间质瘤不良反应及处理共识. 中华胃肠外科杂志, 2019, 22 (9): 801-806.

[42] DIOR M, CORIAT R, MIR O, et al. A rare hematological adverse event induced by bevacizumab: Severe thrombo-

cytopenia. Am J Med, 2012, 125 (8): 828-830.

[43] 中国临床肿瘤学会指南工作委员会 . 中国临床肿瘤学会 (CSCO) 免疫检查点抑制剂相关的毒性管理指南 . 北京 : 人民卫生出版社 , 2021.

[44] 李红梅 , 余文熙 , 彭志刚 , 等 . 阿伐曲泊帕治疗肿瘤化疗所致血小板减少症的疗效及安全性的回顾性研究 . 肿瘤 , 2021, 41 (12): 832-839.

[45] 徐慧 , 赵洋 , 马雅婷 , 等 . 阿伐曲泊帕与重组人血小板生成素治疗肿瘤化疗所致血小板减少症的疗效及安全性 . 中华实用诊断与治疗杂志 , 2022, 36 (10): 1073-1076.

[46] 丁延 , 苏玉婷 , 戴春华 . 马来酸阿伐曲泊帕治疗化疗相关血小板降低症的效果 . 巴楚医学 , 2022, 5 (1): 34-39.

[47] VIRK ZM, KUTER DJ, AL-SAMKARI H. An evaluation of avatrombopag for the treatment of thrombocytopenia. Expert Opin Pharmacother, 2021, 22 (3): 273-280.

[48] 中华医学会肿瘤学分会肿瘤支持康复治疗学组 . 肿瘤治疗相关血小板减少症的临床管理专家共识 . 肿瘤 , 2021, 41 (12): 812-827.

肿瘤治疗所致血小板减少症治疗原则

3 肿瘤治疗所致血小板减少症二级预防

二级预防用药是指对于出血风险高的患者，为预防下一个化疗周期再发生严重的血小板减少，可预防性应用促血小板生长因子，以保证化疗的顺利进行。二级预防用药以预防化疗后血小板减少或保证下一次化疗能够足量、按时进行为目的。

3.1　二级预防的使用条件

分组	分层	Ⅰ级推荐	Ⅱ级推荐	Ⅲ级推荐
上一个化疗周期血小板计数最低值<50×10⁹/L		下一个化疗周期二级预防：rhTPO/rhIL-11（1B类）	下一个化疗周期二级预防：海曲泊帕（2A类）	其他 TPO-RA
上一个化疗周期血小板计数最低值 ≥ 50×10⁹/L 但 <75×10⁹/L	有出血的高风险因素*		下一个化疗周期二级预防：rhTPO/rhIL-11（1B类）海曲泊帕（2A类）	
	无出血高风险因素	下一个化疗周期密切监测血小板计数及是否出血		

注：*. CTIT 出血高危因素。

上一个化疗周期血小板计数最低值 $<50 \times 10^9/L$
上一个化疗周期血小板计数最低值 $\geq 50 \times 10^9/L$ 但 $<75 \times 10^9/L$

CTIT 出血高危因素

上一个化疗周期血小板计数最低值 $\geqslant 50 \times 10^9$/L，但 $<75 \times 10^9$/L 者，同时满足以下至少 1 个出血的高风险因素：

1. 既往有出血史
2. 既往接受含铂类、吉西他滨、阿糖胞苷、蒽环类、PARP 抑制剂（尼拉帕利）等药物治疗
3. 易导致血小板减少的靶向药物和易导致血小板减少的化疗药物联用
4. 肿瘤细胞骨髓浸润所造成的血小板减少
5. ECOG 体能评分 $\geqslant 2$ 分
6. 既往接受过放疗或者正在接受放疗，特别是长骨、扁骨（如骨盆、胸骨等）接受放疗

【注释】

a 促血小板生成药物 rhTPO、rhIL-11 对升高血小板都有延迟效应，所以提前进行二级预防有助于稳定血小板数量。

b 二级预防使用条件：符合下列条件之一者，可以采用二级预防。①上一个化疗周期血小板计数最低值 $<50 \times 10^9$/L 者。②上一个化疗周期血小板计数最低值 $\geqslant 50 \times 10^9$/L 但 $<75 \times 10^9$/L 者，同时满足以下至少 1 个出血的高风险因素，见附录 4。

c 高风险因素除上述外，可能还与患者的年龄和有放疗病史有关。2019 年一项研究显示，肿瘤患者的年龄与 CIT 的发生率之间具有统计学意义的相关性，即与成人相比，年龄越小的儿童患者和有过放疗病史的患者 CTIT 的发生率和严重程度越高[1]。

3.2 二级预防的使用方法

（1）化疗结束后 1~2 天内开始使用 rhTPO 和 / 或 rhIL-11（2B 类）。

（2）已知血小板最低值出现时间者，可在血小板最低值出现的前 10~14 天皮下注射 rhTPO，300U/（kg·次），每日或隔日 1 次，连续 7~10 天（2B 类）。

许多化疗药物导致血小板计数最低值出现的时间和降低的幅度因所用的化疗药物、剂量，是否联合用药，以及患者的个体差异和化疗次数而不同，优化用药时机可以提高 CTIT 的疗效[2-5]（2B 类）。有研究提示化疗时将给药时机提前至化疗前预防给药能显著降低 CTIT 发生率和严重程度[6-7]。

rhTPO 和 rhIL-11 均为国家药品监督管理局批准的升血小板细胞因子药物，应深刻认识并熟练掌握其用药规范，以确保更安全、有效、合理地应用。

（3）在因血小板减少导致化疗延迟 ≥ 7 天且血小板计数 < 75 × 10^9/L 的实体瘤患者[8]中，海曲泊帕 7.5mg/d 连续口服直至完成 2 个周期化疗（可根据血小板计数进行剂量调整或暂停给药），结果显示：72% 的患者能够完成 2 个周期化疗，同时无因血小板减少导致的化疗方案调整且未使用升血小板援救治疗。一项前瞻性真实世界研究纳入计划接受含铂化疗且评估为 CIT 高风险的肺癌患者，在化疗结束后预防性口服海曲泊帕 7.5mg/d，所有患者血小板计数在第 10 天均维持正常水平（≥ 100 × 10^9/L）且整体安全性可控[9]。

参考文献

［1］XU Y, SONG X, DU F, et al. A randomized controlled study of rhTPO and rhIL-11 for the prophylactic treatment of chemotherapy-induced thrombocytopenia in non-small cell lung cancer. J Cancer, 2018, 9 (24): 4718-4725.

［2］ MKHITARYAN S, DANIELYAN S, SARGSYAN L, et al. Younger age and previous exposure to radiation therapy are correlated with the severity of chemotherapy-induced thrombocytopenia. Ecancermedicalscience, 2019, 13: 906.

［3］ VADHAN-RAJ S, PATEL S, BUESO-RAMOS C, et al. Importance of predosing of recombinant human thrombopoietin to reduce chemotherapy-induced early thrombocytopenia. J Clin Oncol, 2003, 21 (16): 3158-3167.

［4］ VADHAN-RAJ S, VERSCHRAEGEN CF, BUESO-RAMOS C, et al. Recombinant human thrombopoietin attenuates carboplatin-induced severe thrombocytopenia and the need for platelet transfusions in patients with gynecologic cancer. Ann Intern Med, 2000, 132 (5): 364-368.

［5］ 徐云华, 成柏君, 陆舜, 等. 短程间歇预防性给予重组人血小板生成素治疗肺癌化疗诱导的严重血小板减少的疗效. 中华肿瘤杂志, 2011, 33 (5): 395-399.

［6］ LI Q, JIN G, JIANG C, et al. Prophylactic administration of recombinant human thrombopoietin attenuates XELOX or SOX regimen-induced thrombocytopaenia. Arch Med Sci, 2021, 17 (5): 1440-1446.

［7］ JIN G, WU Y, SHE Z, et al. Prophylactic administration of recombinant human thrombopoietin in the secondary prevention of thrombocytopenia induced by XELOX adjuvant chemotherapy in patients with stage III colorectal cancer. Am J Ther, 2021, 28 (4): e513-e516.

［8］ A multicenter, randomized phase II trial on the efficacy and safety of hetrombopag for the treatment of chemotherapy-induced thrombocytopenia in patients with advanced solid tumors. 2023 EICM abstract 2360.

［9］ QIN H, ZENG Z, WANG S, et al. Real-world study of herombopag in primary prevention and treatment of chemotherapy-induced thrombocytopenia (CIT) in advanced lung cancer. ESMO Asia Congress 2022, Abstract 351P.

肿瘤治疗所致血小板减少症二级预防

4 肿瘤治疗所致血小板减少症治疗的注意事项

（1）手术要求：需做手术者，应根据需要输注血小板或者使用促血小板生长因子，使得血小板提升到需要的水平。如血小板计数处于 $(75\sim100)\times10^9$/L 且无出血者，需考虑使用 rhTPO 和 / 或 rhIL-11 提高血小板计数，以达手术要求。

（2）血栓风险：肿瘤患者发生静脉血栓栓塞症（venous thromboembolism，VTE），包括深静脉血栓（deep venous thrombosis，DVT）和肺血栓栓塞症（pulmonary thromboembolism，PTE）的风险比非肿瘤患者高数倍。一些实体瘤（例如胰腺癌和脑肿瘤）具有较高的 VTE 发生率。尸检发现，某些特定类型肿瘤的血栓形成率甚至更高。有研究显示 30% 死于胰腺癌的患者存在血栓形成；并有超过50% 的胰体或胰尾癌患者存在血栓形成，进展期肿瘤的 VTE 风险也更大。一些患者具有使 VTE 发生率增加的危险因素，如既往发生 VTE 病史、高龄、肥胖和遗传性易栓症[1-2]。

（3）恶性肿瘤的高凝状态涉及多个因素的相互作用。例如，肿瘤细胞可能表达促凝活性（procoagulant activity，PCA），可直接诱导凝血酶生成；此外，正常的宿主组织可能在出现肿瘤的情况下表达促凝活性。卧床、感染、手术和药物等共病因素也可能对高凝状态具有促进作用。

（4）对于合并有 VTE 或者具有 VTE 高风险的肿瘤患者，在进行 CTIT 治疗的过程中，需密切监测血小板计数，并参考《肿瘤相关静脉血栓栓塞症的预防与治疗指南（2020 版）》进行相关预防或者治疗。应用 rhTPO 时，血小板一旦恢复正常，应减量或停用，避免发生 VTE[3]。

（5）对于感染过新冠病毒的肿瘤患者，参考《新型冠状病毒肺炎疫情期间实体肿瘤患者防护和诊治管理相关问题中国专家共识（2022 版）》中对于新冠病毒感染痊愈后的肿瘤患者重启抗肿瘤治疗，适当加强预防处理措施，包括对血小板减少症的预防[4]、凝血功能障碍的监测及预防等，并需考虑药物的安全性[5]。

参考文献

［1］汪东昱, 贾宝森, 毕文志. 重组人血小板生成素治疗老年滑膜肉瘤患者化疗后血小板下降的疗效观察. 中华老年多器官疾病杂志, 2016, 15 (5): 358-361.

［2］KHORANA AA, FRANCIS CW, CULAKOVA E, et al. Frequency, risk factors, and trends for venous thromboembolism among hospitalized cancer patients. Cancer, 2007, 110 (10): 2339-2346.

［3］PRANDONI P, SAMAMA MM. Risk stratification and venous thromboprophylaxis in hospitalized medical and cancer patients. Br J Haematol, 2008, 141 (5): 587-597.

［4］中国抗癌协会肿瘤支持治疗专业委员会, 中国抗癌协会肿瘤临床化疗专业委员会. 新型冠状病毒肺炎疫情期间实体肿瘤患者防护和诊治管理相关问题中国专家共识 (2022 版). 中华肿瘤杂志, 2022, 44 (10): 1083-1090.

［5］梅恒, 胡豫. 新型冠状病毒肺炎 (COVID-19) 患者出凝血功能障碍病因分析及诊治策略. 中华血液学杂志, 2020, 41 (3): 185-191.

肿瘤治疗所致血小板减少症治疗的注意事项

5 肿瘤治疗所致血小板减少症的预后和转归

抗肿瘤治疗后骨髓抑制、重度血小板减少引起出血是肿瘤患者死亡的主要原因之一，这限制了抗肿瘤治疗药物的按时、足量使用，影响肿瘤的治疗和患者生活质量，故 CTIT 若能得到适当处理，可使化疗如期进行，改善抗肿瘤效果。所以提前做好 CTIT 的预防尤为重要。

血小板输注是对严重血小板减少患者最快、最有效的治疗方法之一，可减少并发症，但可能增加输血反应和感染风险（如 HIV、HCV、HBV 等），并增加医疗费用。患者可能产生血小板抗体而造成无效输注或者输注后免疫反应。

针对 CTIT 的治疗，在规范输注血小板的情况下，也可以使用升血小板因子 rhTPO，rhIL-11 或 TPO-RA 治疗和预防 CTIT。可减轻化疗诱导血小板计数下降程度，缩短血小板减少的持续时间，提高血小板下降最低值，同时减少血小板的输注，保证化疗如期进行。

附录

附录1 不同化疗药物引起血小板减少症的发生率

方案	3级血小板减少症发生率	4级血小板减少症发生率
替伊莫单抗	87%	13%
硼替佐米	28%	3%
卡铂	23%	
顺铂	4%	
吉西他滨	3.4%~12%	1%~3.7%
多西他赛	1.9%	
替莫唑胺	11%	
吉西他滨 + 顺铂	2.1%~37%	
吉西他滨 + 卡铂	32%	24%
吉西他滨 + 奥沙利铂	10%	1%
培美曲塞 + 顺铂	4.1%	

不同化疗药物引起血小板减少症的发生率（续）

方案	3 级血小板减少症发生率	4 级血小板减少症发生率
培美曲塞＋卡铂	13%	11%
R-CHOP [a]	5%~9%	
MAID [b]	34%~79%	
FOLFOX [c]	3.4%	

注：a. CHOP：环磷酰胺（cyclophosphamide）750mg/m^2，阿霉素（doxorubicin，多柔比星）50mg/m^2，利妥昔单抗（rituximab）375mg/m^2，泼尼松（prednisone）40mg/m^2。

b. MAID：异环磷酰胺（ifosfamide）2 500mg/m^2，阿霉素（doxorubicin，多柔比星）20mg/m^2，达卡巴嗪（dacarbazine）300mg/m^2。

c. FOLFOX：亚叶酸（leucovorin）400mg/m^2，5- 氟尿嘧啶（5-FU）400mg/m^2，奥沙利铂（oxaliplatin）85mg/m^2。

附录 2　肿瘤治疗所致血小板减少症的诊断和评估

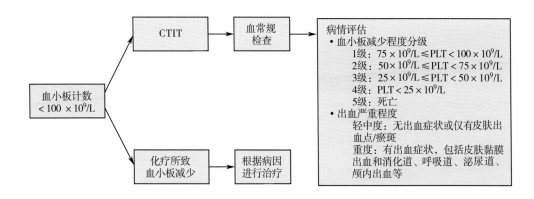

附录3　肿瘤治疗所致血小板减少症的治疗流程

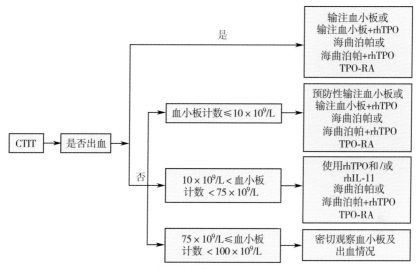

rhTPO. 重组人血小板生成素；rhIL-11. 重组人白细胞介素 11。

附录 4　肿瘤治疗所致血小板减少症二级预防的使用条件

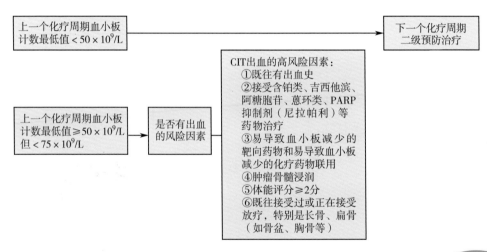

55检